AF602861

NOUVEAUX DOCUMENS

RELATIFS

A L'EMPLOI ALIMENTAIRE

DE LA GÉLATINE

EN 1840.

Extrait de la circulaire du bureau de bienfaisance du 12e arrondissement de Paris pour l'hiver de **1840** *à* **1841.**

« On voit que le chiffre actuel de nos indigens dépasse de » beaucoup celui des deux années antérieures ; les chiffres com- » parés de 1839 et de 1840 donnent, en effet, pour résultat, au » premier janvier 1840, un excédant de 714 ménages, ou 1754 » individus, et le chiffre du premier janvier dernier se trouve » inférieur à celui du premier juillet de 258 ménages ou 615 in- » dividus. Ainsi le nombre de nos pauvres a été toujours crois- » sant, puisqu'il est aujourd'hui de 972 ménages ou 2,369 indivi- » dus de plus qu'au premier janvier 1839. »

Il résulte de cette citation qu'il y a dans le 12e arrondissement 15,732 pauvres sur une population de 83,000 habitans, et que le nombre des pauvres y a augmenté de 2,369 individus depuis le premier janvier 1839 ! ! !

Le 10e arrondissement a 6,000 pauvres inscrits à nourrir ; le 7e en a 8,000, etc.

On compte en France plus de deux millions d'indigens !

Comment, en présence de tels faits et de si grands besoins, l'administration ne se décide-t-elle pas à profiter de l'exemple donné depuis plus de onze ans à l'hôpital Saint-Louis et depuis long-temps, à Lille, à Lyon, à Metz, etc., etc., et n'y a-t-il pas lieu de s'étonner de ce qu'elle néglige l'emploi alimentaire de la gélatine, seul moyen que l'on ait d'améliorer, sans dépense notable, le sort des malheureux ?

D'ARCET.

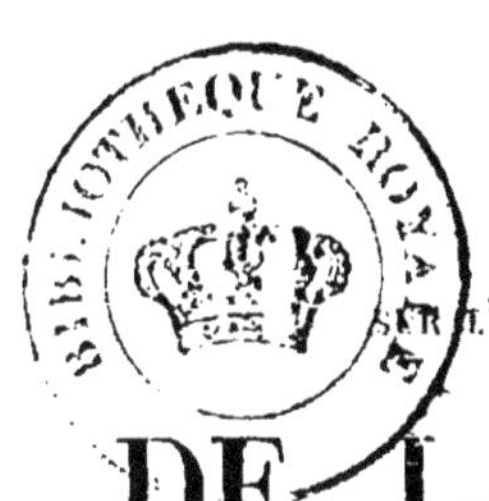

NOTE

SUR L'EMPLOI CONTINU ET RÉGULIER

DE LA GÉLATINE,

PENDANT ONZE ANNÉES,

DANS LE RÉGIME ALIMENTAIRE DE L'HÔPITAL SAINT-LOUIS,

Suivie de quelques autres documens relatifs à la même question ;

PAR **M. D'ARCET,**

Membre de l'Académie des Sciences, de la Société centrale d'Agriculture, du Conseil général des Manufactures, et du Conseil de Salubrité.

L'appareil de l'hôpital Saint-Louis, qui fonctionne sans interruption depuis le 9 octobre 1829, a fourni, *en onze ans*, 1,643,950 litres de dissolution gélatineuse, et 7,240 kilog. de graisse : ces produits ont servi à préparer 3,456,307 rations d'alimens à la gélatine, qui ont été consommées dans l'hôpital et distribuées comme il suit :

Aux malades et aux convalescens. . .	2,782,057
Aux employés et gens de service. . .	658,180
A des familles indigentes (1).	16,070
Rations distribuées en onze ans. . . .	3,456,307

(1) On distribue, chaque dimanche, environ 60 soupes aux pauvres qui viennent en demander à l'hôpital Saint-Louis :

Le nombre des différentes personnes qui ont été nourries avec des alimens à la gélatine, s'est élevé, en onze ans, à 94,542 individus ainsi classés :

Malades et convalescens.	77,057
Employés et gens de service.	1,415
Indigens.	16,070
Total.	94,542

Ces résultats remarquables, obtenus sans interruption, pendant *onze années* et sans qu'il ait été porté aucune plainte contre ce régime; la haute renommée du service médical de l'hôpital Saint-Louis; la capacité et la réputation des administrateurs de cet hospice, prouvent d'abord, sans réplique, comme la notoriété publique l'avait depuis long-temps établi, et comme la Faculté de médecine l'avait déjà déclaré en plusieurs circonstances, que l'usage alimentaire de la gélatine convenablement employée, n'est pas nuisible à la constitution de l'homme.

(*Suit le tableau.*)

---

je pense que ce mode de secours, organisé en grand et bien régularisé, serait tout à la fois honorable pour l'administration des hôpitaux et ce que l'on pourrait faire de mieux, dans les grandes villes, pour le soulagement des malheureux : voyez, à ce sujet, la note spéciale qui fait partie de cette brochure.

HOPITAL SAINT-LOUIS.

Relevé par année des Dépenses et des Produits de l'extraction de la Gélatine des os par la vapeur,

Du 9 Octobre 1829 au 9 Octobre 1840.

DATES.	DÉPENSES.						PRODUITS.					
	Consommation de charbon par année à 3 f. 55 c. l'hectolit.	Montant en argent.	Os employés par année à 0 fr. 09 c. le kilo.	Montant en argent.	Frais de main d'œuv. d'entretien, etc., à raison de 3 f. par jour.	Total général de la dépense en argent.	Os dont on a extrait la gélatine à 0 f. 4 c. 1/2	Montant en argent.	Graisse obtenue des os à 1 fr. 50 c. le kilo.	Montant en argent.	Total général des produits en argent.	Dissolution gélatineuse obtenue.
	hecto.	f. c.	k.	f. c.	f. c.	f. c.	k.	f. mil.	k.	f. mil.	f. mil.	litres.
Oct. 1829 au 9 Oct. 1830.	305 00	1,082 75	9,983 00	898 47	1,095 00	3,076 22	7,997 47	359 886	677 95	1,016 925	1,376 811	145,645 00
Oct. 1830 au 9 Oct. 1831.	311 00	1,104 05	10,113 00	910 17	1,095 00	3,109 22	8,055 15	362 482	691 00	1,036 500	1,398 982	150,110 00
Oct. 1831 au 9 Oct. 1832.	319 50	1,134 22	10,201 00	918 09	1,095 00	3,147 31	8,166 00	367 470	699 05	1,048 575	1,416 045	165,215 00
Oct. 1832 au 9 Oct. 1833.	307 00	1,089 85	9,899 00	890 91	1,095 00	3,075 76	7,810 00	351 450	681 50	1,022 250	1,373 700	149,325 00
Oct. 1833 au 9 Oct. 1834.	303 50	1,077 43	9,950 00	895 50	1,095 00	3,067 93	7,785 00	350 325	665 50	998 250	1,348 575	155,615 00
Oct. 1834 au 9 Oct. 1835.	308 00	1,093 40	9,600 00	864 00	1,095 00	3,052 40	7,600 00	342 000	590 00	885 000	1,227 000	145,800 00
Oct. 1835 au 9 Oct. 1836.	315 00	1,118 25	9,850 00	886 50	1,095 00	3,099 75	7,750 00	348 750	650 00	975 000	1,323 750	146,100 00
Oct. 1836 au 9 Oct. 1837.	320 00	1,136 00	9,940 00	894 60	1,095 00	3,125 60	7,890 00	355 050	660 00	990 000	1,345 050	149,300 00
Oct. 1837 au 9 Oct. 1838.	325 00	1,153 75	9,795 00	881 55	1,095 00	3,130 30	7,790 00	350 550	650 00	975 000	1,325 550	148,870 00
Oct. 1838 au 9 Oct. 1839.	338 00	1,199 90	9,855 00	886 95	1,095 00	3,181 85	7,650 00	344 250	645 00	967 500	1,311 750	146,770 00
Oct. 1839 au 9 Oct. 1840.	340 00	1,128 80	9,860 00	887 40	1,059 00	3,075 20	7,890 00	394 050	630 00	945 000	1,339 050	141,200 00
	hecto.	f. c.	k.	f. c.	f. c.	f. c.	k.	f. mil.	k.	f. mil.	f. mil.	litres.
	3,492 00	12,318 40	109,046 00	9,814 14	12,009 00	34,141 54	86,383 62	3,926 713	7,240 00	10,860 000	14,786 713	1,643,950 00

RÉSUMÉ.

Dépenses.	34,141 fr. 54 c.
Produits.	14,786 71
Excédant des dépenses sur les produits.	19,354 fr. 83 c.

divisant cette somme de 19,354 fr. 83 c. par le nombre 1,643,950, représentant, en litres, la dissolution gélatineuse obtenue, on voit que chaque litre de cette dissolution revenu qu'à 0 fr. 01177, ou à 1 centime et $\frac{177}{1000}$ de centime.

OBSERVATIONS.

s'opposant à la condensation de la vapeur sur les parois des cylindres et en la condensant par injection, on pourrait facilement économiser la moitié du combustible; dans , un litre de dissolution gélatineuse ne reviendrait qu'à $\frac{6}{10}$ de centime.

on se servait de l'appareil à gélatine comme d'un appareil de chauffage à la vapeur, et que l'on fit supporter à l'hôpital la dépense en houille pour ce chauffage, on aurait un litre de dissolution gélatineuse pour environ $\frac{43}{100}$ de centime.

opérant comme il vient d'être dit et en choisissant les os contenant plus de $\frac{8}{100}$ de graisse, on obtiendrait enfin la dissolution gélatineuse, ou gratuitement, ou même, e voulait, avec bénéfice.

Quant à l'avantage que présente l'emploi de cet aliment, ne résulte-t-il pas évidemment de la nécessité où est l'homme de se nourrir d'alimens azotés, du bas prix auquel on obtient la gélatine, et en outre, de ce que l'on peut, en en faisant usage, donner, sans dépense extraordinaire, aux convalescens et aux gens de service, du rôti, des ragoûts, ou tout autre aliment savoureux, à la place du mauvais bouilli qu'on leur distribuait toutes les fois que le régime maigre ne leur était pas imposé? Voici les détails des produits obtenus en se servant de l'appareil de l'hôpital Saint-Louis pendant *onze années* de suite (voyez le tableau précédent).

Les nombres consignés dans ce tableau donnent, pour terme moyen et par jour, les résultats suivans :

DATE.	Houille brûlée.	Os de boucherie humides.	Dissolution gélatineuse obtenue.	Graisse obtenue.	Résidu osseux humide.
Par jour.	kilog. 69,579	kilog. 27,159 (1)	litres. 409,5	kilog. 1,803	kilog. 21,515 (2)

(1) Les os frais, sortant du pot au feu, contiennent huit centièmes d'eau.

(2) Le résidu osseux contient jusqu'à 30 pour cent d'eau, au moment où on le retire des cylindres; mais je ne calculerai, pour établir le tableau suivant, que sur 25 d'eau par cent de résidu osseux humide, et tel qu'on le vend.

En ramenant à l'état sec, par le calcul, les os frais employés et le résidu osseux humide on a, pour terme moyen et par jour, les résultats qui suivent :

DATE	Houille brûlée.	Os de boucherie secs.	Dissolution gélatineuse obtenue.	Graisse obtenue.	Résidu osseux sec
Par jour.	kilog. 69,579	kilog. 24,986	litres. 409,5	kilog. 1,803	kilog. 16,136

Voici maintenant, quels sont les faits que l'on peut déduire des données fournies par ce dernier tableau; pour plus de clarté et pour les rendre facilement comparables, je les ramènerai par le calcul, à présenter les produits de 100 kilog. d'os bien desséchés.

D'après le travail de *onze années* et au moyen de l'appareil de l'hôpital Saint-Louis, 100 kil. d'os secs ont produit 1,639 litres de dissolution gélatineuse, 7 kilog. 216 de graisse et 64 kilog. 580 de résidu osseux sec : d'où il suit que l'on a eu, par 100 kil. d'os secs et pour terme moyen de onze années de travail :

Gélatine sèche.	28 kilog.	204
Graisse.	7	216
Résidu osseux sec..	64	580
Total. . . .	100	

Cent d'os secs ont donc donné environ 36 de substance alimentaire sèche, et la dissolution gélatineuse obtenue contenait donc, par litre, le produit soluble de 17 grammes de gélatine également sèche.

J'ajouterai, pour mieux faire apprécier ces résultats, que l'appareil de l'hôpital Saint-Louis est loin d'être, comme on l'a dit, un modèle de perfection, que c'est, au contraire, un mauvais appareil établi à peu de frais et en se servant de quatre vieux tuyaux de la machine de Marly : je dirai que, depuis onze ans, on a manqué, chaque jour, de 6 ou 7 kilogr. d'os pour remplir les cylindres, et que, par conséquent, l'appareil n'a jamais pu réaliser le maximum du produit pour lequel il a été établi ; je rappellerai que cet appareil n'a pas été utilisé comme moyen de chauffage ; qu'il n'a été pris aucune précaution pour s'opposer au refroidissement de 6 mètres carrés de surface qu'il présente à l'air ; et enfin, qu'il serait bien facile de diminuer au moins de moitié la dépense en combustible à laquelle son service donne lieu.

Quant à la dissolution gélatineuse obtenue, on sait qu'il suffirait qu'elle contînt 10 grammes de gélatine sèche par litre, pour qu'elle pût être employée avec avantage dans la préparation du bouillon fait en économisant la moitié ou les trois quarts de la viande de boucherie; or, sous ce point de vue, l'appareil ne laisse rien à désirer, puisqu'on peut, à volonté, lui faire produire de la dissolution gélatineuse assez concentrée pour se prendre en gelée par le refroidissement, et, qu'en y mettant des os peu chargés de graisse, il est facile d'amener toute la dissolution à contenir jusqu'à 20 grammes de gélatine sèche par litre.

Je rappellerai enfin que, sous le rapport de la dépense, il ne reste encore rien à désirer : en effet, l'expérience a démontré qu'en faisant usage d'appareils bien construits, et qu'en opérant bien, on pouvait, dans certaines circonstances, obtenir la dissolution gélatineuse avec bénéfice ; que souvent on l'obtenait gratuitement, et que, dans les circonstances les moins favorables, elle ne revenait qu'à environ un centime le litre. Que peut-on demander de mieux? Un jour viendra, sans doute, où l'on regrettera d'avoir négligé si long-temps une aussi grande ressource alimentaire ; j'espère que la publication du compte de l'emploi de la gélatine, pendant onze ans de suite, dans le régime de l'hôpital Saint-Louis, hâtera le moment où les administrations qui s'occupent du soulagement des pauvres accorderont à cette question toute l'attention qu'elle mérite ; quant à moi, mon opinion est faite; elle n'a pas varié depuis 1814, et je puis affirmer hautement que toutes les discussions que j'ai eu à soutenir depuis vingt-cinq ans relativement à l'emploi alimentaire de la gélatine et qui m'ont obligé à considérer la question sous toutes ses faces, n'ont fait que me confirmer de plus en plus dans l'opinion que j'étais sur une bonne voie, et qu'il était utile et raisonnable de m'y tenir ferme et de ne pas l'abandonner.

Note sur les appareils qui ont été établis, tant en France qu'à l'étranger, pour extraire la gélatine et la graisse des os, dans le but d'améliorer le régime alimentaire des pauvres.

APPAREILS ÉTABLIS A LILLE.

Il y a deux appareils en activité à Lille ; l'un a été établi pour le service du Bureau de bienfaisance de cette ville et y fonctionne depuis le mois de mars 1832 ; le second appareil y sert à l'amélioration du service alimentaire de l'hospice général, depuis le mois de février 1836.

Ces appareils qui sont, en tout, semblables, emploient, à eux deux, 72 kilogr. d'os par vingt-quatre heures, et fournissent 1,000 à 1,100 litres de dissolution gélatineuse par jour ; on obtient donc à Lille, au moyen de ces deux appareils, assez de dissolution gélatineuse pour animaliser convenablement, par jour, au moins, 2,000 rations de soupe ou de légumes.

Les nombreux rapports favorables, publiés, précédemment, sur le service de ces deux appareils me dispensent d'entrer, à ce sujet, dans de nouveaux détails ; je ferai cependant observer, avant de terminer cet article, que le second appareil, existant à Lille depuis près de cinq ans, n'y a été établi qu'après quatre années d'emploi du premier appareil organisé en mars 1832, et par conséquent avec une entière conviction de l'utilité alimentaire de la gélatine : ce rapprochement ne me paraît pas moins concluant que ne le sont les rapports favorables cités plus haut.

APPAREIL ÉTABLI A METZ.

Cet appareil est employé pour améliorer le régime alimentaire de l'hospice Saint-Nicolas, dont la population est de cinq cents personnes, hommes, femmes et enfans ; il a été mis en activité le 1er juin 1831, et a fonctionné, sans interruption, depuis cette époque ; on y emploie, par 24 heures, 20 kilogr. d'os qui donnent assez de dissolution gélatineuse pour animaliser, chaque jour, 600 rations de soupe ou de légumes. Les rapports annuels qui ont été publiés, dans mes dernières brochures, sur le service de cet appareil, ont mis hors de toute discussion les avantages obtenus de l'emploi de la gélatine à l'hospice de Saint-Nicolas de Metz ; je pourrais donc m'en référer aux conclusions très favorables de ces rapports, mais je crois utile de citer ici un extrait des nouveaux renseignemens qui m'ont été envoyés de Metz, en 1840.

Je trouve les passages suivans dans une lettre écrite par M. Frécot : cette lettre qui m'a été communiquée par M. Arago, est, comme on va le voir, entièrement favorable à l'emploi alimentaire de la gélatine.

« On n'a pas tardé à remarquer l'heureuse in-» fluence produite par le régime nouveau sur la » santé des habitans de l'hospice. M. le docteur Dé-» soudins, l'un des médecins des hospices, a re-» marqué que l'amélioration s'était principalement » fait sentir chez les enfans : l'influence salutaire en » a aussi été éprouvée par tous les vieillards, hom-» mes et femmes, car l'appareil, ayant eu besoin de » quelques réparations et les soupes à la gélatine » ayant, par suite, été suspendues, tous attendaient » impatiemment qu'on en reprît l'usage; on a re-» marqué qu'à cette époque quelques diarrhées s'é-» taient manifestées, mais que ces accidens avaient » cessé assez promptement lorsqu'on était revenu au » régime des soupes à la gélatine.

» MM. les docteurs Maréchal et Désoudins sont » d'avis que l'usage de la gélatine n'est, en aucune » façon nuisible à la santé des habitans de l'hospice; » ils pensent, au contraire, que la substance gélati-» neuse mêlée à une certaine quantité de bouillon de » viande, tel que cela se pratique à l'hospice Saint-» Nicolas (1), est une nourriture très saine et qu'elle

(1) Pour préparer mille rations de bouillon à la gélatine, l'administration de l'hospice Saint-Nicolas n'emploie que dix

» influe sur le très petit nombre de malades qui » existe habituellement à cet hospice, relativement » à sa nombreuse population.

» L'appareil de l'hospice Saint-Nicolas, pour l'ex» traction de la gélatine, continue à fonctionner ré» gulièrement ; l'administration ne peut que se féli» citer d'avoir adopté l'usage de la gélatine. Quoique » la population soit en grande partie composée de » vieillards d'un âge fort avancé, tous jouissent ce» pendant d'une bonne santé ; et les infirmeries sont » presque habituellement désertes.»

APPAREIL ÉTABLI A LYON.

La dissolution gélatineuse et la graisse fournies par cet appareil, servent à animaliser et à préparer les alimens consommés par les pauvres du dépôt de mendicité de Lyon. Cet appareil, qui fonctionne sans interruption depuis le 23 novembre 1837, et qui peut fournir 600 rations de dissolution gélatineuse par jour, a déjà donné lieu à plusieurs rapports favorables qui ont tous été publiés : ayant déjà cité,

---

kilog. de viande de boucherie, au lieu de 250 kilog. de viande qui seraient nécessaires pour obtenir mille rations de bouillon ordinaire; le bouillon de l'hospice contient donc seulement 40 de bouillon à la viande, contre 960 de dissolution gélatineuse aromatisée avec des légumes, et il résulte, cependant, de ce qui précède que ce bouillon, malgré l'économie de viande poussée à l'extrême, est encore convenable pour l'alimentation de l'homme.

d'Arcet.

dans mes précédentes brochures, les rapports qui ont été faits en 1838 et 1839, je n'ai à rendre compte dans celle-ci que du dernier rapport fait en 1840 à l'administration de ce dépôt de mendicité.

Ce qui concerne le service de l'appareil et l'emploi de la dissolution gélatineuse qu'il procure, occupe quatre pages, format in-4°, dans le rapport dont il s'agit, et on y trouve les passages suivans.

« Les sacrifices pécuniaires faits pour l'établisse-
» ment de cet appareil se trouvent ainsi pécuniaire-
» ment compensés par un revenu annuel qui ne peut
» que se maintenir, mais cet avantage est le moin-
» dre de ceux qu'offre la gélatine extraite des os,
» suivant le procédé de M. D'Arcet. Les résultats les
» plus incontestables ont été obtenus de l'emploi de
» cette substance alimentaire, sous le rapport si essen-
» tiel de la santé et du bien-être des pauvres amenés
» au dépôt. En 1838, la mortalité s'est réduite d'envi-
» ron 18 sur 90, terme moyen antérieur, tandis que
» dans la ville de Lyon et notamment dans les hôpi-
» taux, elle a été plus considérable, et quoiqu'il y
» ait eu 6,052 journées de présence de plus qu'en
» 1837. En 1839, une différence, non moins heu-
» reuse, s'est réalisée; le nombre des décès n'a pas
» dépassé 72; c'est trois de plus seulement qu'en 1838.

» En 1838 et 1839 aussi, la dépense pour les mé-
» dicamens a été moins forte qu'antérieurement à
» l'usage de la gélaine.

» Il y a donc vérité et justice à proclamer que la

» gélatine a été pour le dépôt et ceux qui l'habitent, » un important bienfait.

» Dans le principe, la soupe faite avec le bouillon » gélatineux avait été reçue avec une espèce de ré- » pugnance par la population du dépôt : aujourd'hui » tous ont reconnu combien leurs préventions étaient » injustes, et ils mangent la soupe avec plaisir, » comme un aliment de bon goût et tout-à-fait ap- » proprié aux besoins de leur estomac. M. le docteur » Repiquet, médecin de l'établissement, a constaté, » dans un excellent rapport, que, si toutes les amé- » liorations remarquées dans l'état sanitaire du dé- » pôt ne peuvent pas être attribuées à la gélatine, » elle y a, du moins, puissamment contribué, plus » puissamment qu'aucune des autres causes possibles » à apercevoir.

» Du 23 novembre 1837 au 23 novembre 1839, » pendant deux ans, l'appareil a fourni 160,600 li- » tres de dissolution gélatineuse et 912 kilogr. de » graisse. Ces produits ont été employés à préparer » 284,402 rations d'alimens, qui ont été consom- » mées par les habitans du dépôt, sans excepter les » infirmes et les malades, en 142,201 journées de » présence.

» Telle a été, Messieurs, telle est l'entreprise sur » le succès de laquelle s'étaient élevés quelques dou- » tes. L'emploi de la gélatine est désormais une né- » cessité non seulement pour notre établissement, » mais encore pour toutes les maisons de bienfaisance

» et de charité qui voudront s'assurer, par les » moyens les plus simples et les plus économiques, » les résultats les plus conformes à leur sollicitude » pour l'intérêt des pauvres. »

Je crois qu'il n'y a rien à objecter contre de tels faits résultant d'observations journalières recueillies pendant le cours de plus de trois années.

EMPLOI ALIMENTAIRE DE LA GÉLATINE A STRASBOURG, EN RUSSIE ET EN HOLLANDE.

On a vu, dans ma dernière brochure, que la dissolution gélatineuse et la graisse des os entraient dans le régime alimentaire de l'hôpital civil de Strasbourg, depuis une *quinzaine d'années*, et que, malgré l'imperfection de l'appareil employé, les résultats obtenus y étaient satisfaisans et bien appréciés : je ne puis rien ajouter pour l'année 1840 aux détails que j'ai précédemment donnés sur le service de cet appareil ; je présume que ce service, organisé depuis si long-temps, est arrivé à un roulement régulier, mais je pense que l'on pourrait en améliorer grandement les produits en adoptant l'emploi de l'appareil plus parfait dont je m'efforce à propager l'usage.

Quant à l'emploi alimentaire de la gélatine en Russie, je n'ai pu avoir aucun renseignement sur les deux appareils qui ont été établis, il y a long-temps, à Varsovie, mais M. le général Tchéffkine, major général des ingénieurs des mines de Russie, m'a dit que son souverain lui avait donné l'ordre d'introduire l'emploi alimentaire de la gélatine dans les hôpitaux de Pétersbourg ; qu'il y avait déjà un appareil mis en activité, et qu'il m'enverrait, avant peu, les premiers rapports faits sur le service de cet appareil.

J'ai heureusement, beaucoup plus de détails à donner sur l'emploi alimentaire de la gélatine en Hollande. M. Bergsma, professeur à l'université d'Utrecht, qui s'est beaucoup occupé de l'amélioration du régime alimentaire des pauvres, a bien voulu correspondre avec moi à ce sujet, et m'a ainsi mis à même de compléter cette partie de mon résumé.

M. Bergsma, qui a publié deux brochures pour populariser l'emploi alimentaire de la gélatine en Hollande, a bien voulu me rédiger, en français, un extrait de ces mémoires; la question ayant été très bien traitée par M. Bergsma je l'ai invité à faire une traduction complète de ces brochures, et je ferai, certainement, tout ce qui dépendra de moi pour les publier dans notre langue : en attendant, voici, quant aux résultats obtenus en Hollande, les passages les plus remarquables des lettres que M. Bergsma a bien voulu m'adresser.

« Je ne conçois pas pourquoi on a tant contrarié
» l'emploi de la gélatine ; c'est depuis six ans que
» nous avons distribué des soupes préparées avec
» de la gélatine : les personnes qui en ont mangé ont
» été très contentes, et à Haarlem, où on distribue

» une beaucoup plus grande quantité de soupe, on » emploie la gélatine des os, depuis l'année 1800, » avec un plein succès. »

» Tous les consommateurs sont contens de la » soupe ; la plupart des remarques *sont de ceux qui* » *ne l'ont jamais goûtée*, et quelques ouvriers m'ont » témoigné qu'ils se sentaient mieux le temps de la » distribution de la soupe qu'avec leur nourriture » ordinaire, consistant principalement dans les pom- » mes de terre et du pain de seigle.

» Non seulement à Haarlem et Utrecht, mais, » à Amsterdam, Alkmaar, Enhuiren et Zutphen, la » gélatine est employée comme substance alimen- » taire; dans toutes ces villes, on la prépare avec la » marmite de Papin, dont je vous envoie la description » en français. A Haarlem on a préparé la soupe pour » les pauvres avec la gélatine depuis *quarante ans*, et » la consommation a toujours plus augmenté que » diminué ; on y a préparé, le dernier hiver, plus » de 200,000 portions.

» Au moment que cette lettre était prête à être » expédiée, je reçois la nouvelle qu'à Leyde on pré- » pare la soupe pour les pauvres aussi avec de la » gélatine, et qu'à la prison dans la même ville on » fait également usage de la marmite de Pa- » pin (1). »

(1) Il y a un grand appareil à gélatine établi à Mexico ; on m'a assuré qu'on en avait monté un dans un hôpital de le Nouvelle-Orléans, mais je n'ai pas pu me procurer de détails

Le résumé qui précède, et qui est sans doute fort incomplet, par suite de la difficulté qu'il y a, pour un simple particulier, d'obtenir des diverses administrations les renseignemens nécessaires, prouve néanmoins, ainsi que tout ce qui était déjà connu sur cette question, que l'emploi alimentaire de la gélatine n'en est pas, comme on voudrait le faire croire, à de simples essais ; que ce procédé se propage ; que sa portée commence à être mieux comprise et que cette question n'attend que l'appui des administrations qui s'occupent du soulagement des pauvres pour prendre le développement dont elle est susceptible (1) : Dieu veuille que la grande amélioration dont il s'agit soit réalisée chez nous et portée de la France à l'étranger, et que nous n'ayons, pas au con-

---

sur l'emploi de ces appareils : je ne fais aussi que citer ici les appareils établis à Reims, à Remiremont et à Sainte-Etienne, sur lesquels je n'ai rien appris en 1840.

(1) Il y a, malheureusement, en France un esprit d'opposition qui porte, sans qu'on s'en rende compte, à ridiculiser les innovations les plus utiles et à nuire ainsi à leur développement. Je citerais, à ce sujet, toutes les tribulations que Parmentier a eu à éprouver pendant quarante ans, pour nous faire adopter l'emploi de la pomme de terre, s'il m'était permis de comparer un aussi grand service à celui que je veux rendre; mais je ne puis pas m'empêcher de faire remarquer qu'il faut que l'emploi alimentaire de la gélatine présente de bien grands avantages, puisqu'il n'a pas été abandonné et mis en oubli, et puisqu'il s'est au contraire propagé malgré toutes les contrariétés qu'il a causées à ceux qui s'en sont occupés depuis le célèbre Papin, et malgré l'inertie des administrations chargées du soulagement des pauvres, qui n'ont jamais rien fait pour encourager et pour récompenser ceux de leurs employés qui ont eu le courage de persister à soigner l'emploi de ce nouveau mode d'alimentation.

traire, le tort d'en négliger l'adoption jusqu'au moment où la force des choses nous obligerait à rentrer dans la question pratiquement résolue partout ailleurs que chez nous.

Emploi alimentaire de la gélatine contenue dans les os de la viande de boucherie.

En voyant brûler avec flamme, des os exposés au feu ; en sentant l'odeur de corne brûlée qu'ils exhalent lorsqu'ils se charbonnent, et en remarquant que plusieurs espèces d'animaux mangeaient les os et les préféraient même à d'autres alimens, on dut penser qu'ils contenaient une grande quantité de matière animale et que cette matière était nutritive.

Cette connaissance remonte, sans doute, à la plus haute antiquité, mais ce n'est que vers 1681 que la composition des os a été bien étudiée, et que l'on a commencé à proposer d'en extraire la matière animale et de l'employer pour la nourriture de l'homme.

La matière animale que les os contiennent, est connue sous le nom de gélatine, et est de même nature que la colle de poisson qui sert à préparer les gelées alimentaires, et que les parties de la viande de boucherie qui se dissolvent dans l'eau bouillante et dont les dissolutions se prennent en gelée en se réfroidissant.

100 Kilog. d'os secs contiennent, terme moyen, 30 kilog. de gélatine pure et sèche, et 8 ou 10 kilog. de graisse et 100 kilog. d'os secs fournissent facilement 36 kilog. de substance alimentaire pure et sèche, tandis que 100 kilog. de viande de boucherie ne donneraient en les désossant et les faisant sécher, qu'environ 33 kilog. de viande amenée à l'état sec ; l'on peut donc dire, qu'à poids égal, les os secs contiennent plus de matière nutritive sèche qu'il ne s'en trouve dans la viande de boucherie : telle est la mesure de la perte que l'on fait quand on n'emploie pas la gélatine des os à la nourriture de l'homme : voyons maintenant s'il serait simplement utile ou bien indispensable de consacrer les os à cet usage.

Le célèbre Lagrange disait en 1791, qu'en France, chaque individu n'avait à manger, par jour, que la moitié de la quantité de viande formant la ration du soldat, et les statistiques prouvent que, depuis cette époque, le bien-être des Français, loin d'être amélioré sous le rapport de la consommation de la viande, va au contraire en s'affaiblissant de plus en plus, sans qu'il soit possible de prévoir la fin de ce mal et d'en arrêter le développement : or il est évident que cette diminution dans la consommation de la viande de boucherie n'a d'influence vraiment funeste que pour la classe pauvre ; en effet, ce qui est ici pour le riche une simple augmentation de dépense, est malheureusement pour le pauvre la cause d'une privation presque absolue de l'aliment dont il aurait le plus besoin (1).

Le riche, déjà trop bien nourri, consomme de la gélatine sous la forme de gelées de viande et de gelées diversement aromatisées, et il la trouve encore, à haute proportion, dans le bouillon dont il fait un usage journalier, tandis que le pauvre, à qui on la refuse, ne peut, faute d'argent, composer son régime alimentaire que de substances végétales incapables de lui procurer la force et l'énergie dont il aurait tant besoin pour soutenir sa famille et pour supporter les fatigues et les peines de la vie.

Ce que je dis relativement à la classe pauvre pourrait aussi s'appliquer, en grande partie, à la classe moyenne de la société, mais, en fait d'amélioration du régime alimentaire, il y a trop à faire pour s'occuper de cette classe, et c'est là où la misère est l'état normal qu'il faut d'abord porter secours; or, animaliser avec de la viande les alimens des pauvres, serait une mesure qui entraînerait dans une dépense si considérable qu'un tel parti ne peut être raisonnablement conseillé, parce qu'il y a impossibilité absolue de l'adopter. Dans un tel état de choses n'est-il pas évident qu'il n'y a point à choisir;

(1) En 1789, l'habitant de Paris consommait par jour, 208 grammes de viande de boucherie; il n'en avait plus que 135 grammes, par jour, en 1838 : sa ration journalière de viande de boucherie a donc été diminuée de 35 pour 100 en 49 ans.

il y a nécessité d'améliorer le régime alimentaire des pauvres et de le rendre riche en matière animale ; il est certain qu'on ne peut pas le faire en se servant de la viande de boucherie, mais on peut se procurer la gélatine des os gratuitement, ou du moins sans dépense notable ; force est donc d'en venir à cette conclusion, c'est qu'il y a non seulement convenance, mais encore nécessité absolue d'avoir recours à la gélatine des os si l'on veut animaliser le régime alimentaire des pauvres, et améliorer leur sort autant que cela est actuellement possible et réalisable en pratique suivie.

Que l'on ne croie pas que ce qui précède est le rêve d'une tête exaltée ou le dire hasardé d'un faiseur de projets; heureusement pour les pauvres qu'il n'en est pas ainsi, et qu'une longue pratique a déjà sanctionné tout ce qui vient d'être dit.

L'hôpital Saint-Louis possède un appareil à gélatine depuis onze ans, et, depuis onze années, près de cent mille malades, convalescens, gens de service et indigens, y ont été nourris avec des alimens animalisés par la gélatine.

Il y a en activité, depuis plusieurs années, deux appareils à gélatine à Lille, un à Metz, un à Lyon, et le service de ces appareils n'a donné lieu qu'à des rapports entièrement favorables.

L'armée de 40,000 hommes envoyée en Afrique, pour s'emparer d'Alger, a consommé lors de son débarquement, quatre cent mille biscuits animalisés avec la gélatine des os et pesant chaque 276 grammes.

La gélatine extraite des os et convertie en feuilles, ou en tablettes, se vend, maintenant, dans tous les grands magasins de drogueries et d'épiceries, où les restaurateurs et les cuisiniers savent bien l'aller chercher pour le service de la table des gens riches.

Tous les fabricans de conserves alimentaires extraient la gélatine des os et s'en servent pour remplir leurs boîtes, et les alimens contenus dans ces boîtes sont encore destinées aux classes riches ou aisées de la société.

Je pourrais augmenter de beaucoup la série de ces faits, mais la place me manque, et je crois d'ailleurs que ceux que j'ai cités suffisent bien pour prouver que je traite ici une question des plus graves et pour donner à penser aux hommes puissans, chargés, à quelque titre que ce soit, d'améliorer le sort des pauvres, d'augmenter l'aisance des masses, et d'assurer ainsi la tranquillité publique et la stabilité de nos institutions.

D'ARCET.

Note sur l'emploi des os de la viande de boucherie consommée dans les Hôpitaux et Hospices civils de Paris, par M. D'ARCET.

L'annonce qui vient d'être publiée de l'adjudication des os de la viande de boucherie consommée dans les hôpitaux et hospices civils de Paris, porte que l'administration des hôpitaux aura à vendre 130,660 kilog. de ces os, dans le cours de l'année 1841 : voyons quelle est la somme que cette administration obtiendra de ces os, et examinons la question de savoir s'il ne lui serait pas facile d'en tirer un parti bien plus avantageux.

Dans l'état précaire où se trouvent les fabriques de sucre de betterave, il est à présumer que le noir animal baissera de prix et que les os se vendront moins cher que les années passées ; néanmoins, j'admettrai qu'on parviendra à les vendre à raison de 12 fr. les 100 kil. ; à ce prix, les 130,660 kil. d'os qu'il y aura à vendre en 1841 rapporteraient donc 15,679 fr.

Laissons, un moment, de côté la question de l'emploi de ces os pour améliorer le régime alimentaire des hôpitaux, puisque l'administration, malgré une expérience personnelle de plus de onze années à l'hôpital Saint-Louis, ne croit pas devoir prendre encore ce parti; mais voyons ce que l'on en obtiendrait, si, au lieu de les vendre pour les convertir en noir animal, l'administration des hôpitaux les employait elle-même, dans ses établissemens, pour améliorer le sort des pauvres et des petits ménages de Paris.

100 kil. d'os pareils à ceux que l'administration des hôpitaux met en adjudication, traités

comme on le fait à l'hôpital Saint-Louis depuis plus de onze ans, fourniraient :

25 kil. 981 de gélatine calculée à l'état sec.
6 kil. 664 de graisse.
79 kil. 139 de résidu osseux humide.

Mais les 25 kil. 981 gr. de gélatine sèche suffisent pour animaliser convenablement 2,598 rations de soupe ou de légumes : les 130,660 kil. d'os que l'administration des hôpitaux fera vendre en 1841, pourraient donc fournir :

8,707 kil. de graisse.
103,403 kil. de résidu osseux humide.
33,946 kil. 775 de gélatine sèche suffisant pour animaliser 3,394,677 rations de soupe ou de légumes (1).

Si l'administration des hôpitaux faisait ainsi traiter, dans ses établissemens, les os de sa viande de boucherie, et qu'elle fît vendre les soupes et les légumes animalisés seulement à un centime par ration au-dessus du prix de revient, elle aurait à toucher, en 1841, d'abord les 15,679 fr., valeur des os portée en compte dans l'établissement du prix de revient des rations de soupe ou de légumes, et ensuite la somme de 33,946 fr., ce qui ferait 49,625 fr., au lieu des 15,679 fr. que

(1) Tous ces nombres sont fournis par les tableaux résultant du service continu et régulier de l'appareil de l'hôpital Saint-Louis, pendant dix années de suite.

lui rapporteraient les os de sa viande de boucherie vendus aux fabricans de noir animal; mais ce serait là le moindre des avantages qu'elle obtiendrait en prenant ce parti; car, tout en gagnant 33,946 fr. par an, elle rendrait aux pauvres et aux petits ménages de Paris l'immense service de leur procurer par an, et à très bas prix, 3,394,677 rations de soupe ou de légumes animalisés : il me reste à prouver que l'administration des hôpitaux n'aurait aucune peine à placer, et à placer avec un bénéfice de 1 centime par ration, les soupes et les légumes animalisés dont elle pourrait disposer.

L'on sait que la société philantropique place ses soupes non animalisées à raison de 12 et 13 centimes la ration; l'on sait encore que la ration animalisée au moyen de la gélatine ne reviendrait, tous frais payés, qu'à 8 ou 9 cent. (1), et l'on est aussi bien convaincu que des soupes animalisées préparées dans les hôpitaux, où tout inspire la plus grande confiance et procure les

---

(1) Ce fait est mis hors de doute par les nombreux rapports publiés relativement aux deux appareils de Lille et aux appareils de Reims, de Metz, de Lyon, etc.; on concevra d'ailleurs sans peine que l'administration des hôpitaux puisse faire préparer de bons alimens au plus bas prix possible, puisque ses frais généraux sont déjà couverts par un autre service, et qu'elle a à sa disposition des locaux convenables, de grands approvisionnemens faits au rabais, un personnel bien organisé et des hommes de talent à la tête des principales branches de ses attributions.

plus bas prix ainsi que le plus de perfection dans les produits, seraient préférées, même à prix égal, par les bureaux de bienfaisance, par les personnes charitables et par les consommateurs, aux soupes non animalisées qui forment aujourd'hui le principal aliment des pauvres et des petits ménages de Paris : ce ne serait, en définitive, que 9,309 rations de soupe ou de légumes animalisés à placer par jour, et, malheureusement, Paris et sa banlieue renferment, en outre de tous les indigens non connus, quatorze ou quinze fois plus de pauvres inscrits qu'il n'en faudrait pour consommer ces alimens (1). J'ai dit que l'administration des hôpitaux, en entrant dans la voie que je signale, et en fixant seulement le prix de la ration à 1 centime au-dessus du prix de revient, retirerait d'abord des os de sa viande de boucherie autant d'argent que pourrait lui procurer la vente de ces os ; qu'elle gagnerait, en outre, environ 34,000 fr. par an ; et qu'elle rendrait surtout l'immense service de procurer à bas prix et abondamment de bons alimens aux pauvres de Paris : j'ajouterai que si l'administration des hôpitaux, après être promptement rentrée dans la dépense d'établissement des appareils, ne voulait pas profiter de ce bénéfice de 34,000 f.

(1) Le 12e arrondissement de Paris compte actuellement 16,732 pauvres *inscrits* sur 83,000 habitans, et le nombre des pauvres *inscrits* y a augmenté de 2,369 individus depuis le 1er janvier 1839 !

par an, elle pourrait augmenter les chances favorables de l'entreprise, soit en distribuant cette somme en gratifications à ceux de ses employés qui seraient chargés de ce service, soit en fixant exactement le prix de vente de la ration de soupe ou de légumes animalisés à son prix de revient, ce qui serait, dans ce dernier cas, une extension notable donnée au service déjà très grand qu'elle rendrait aux pauvres de Paris.

Que l'on ne croie pas que ce sont là des utopies, des projets fantastiques, des rêves d'une imagination exaltée. Tout ce qui a été publié à ce sujet prouve que l'on est ici en très bonne voie : l'hôpital Saint-Louis, l'un des plus grands hôpitaux de Paris, fait usage de la gélatine depuis plus de onze ans; la gélatine est employée avec plein succès et depuis bien des années pour améliorer la nourriture des pauvres à Lille, à Metz, à Lyon, à Strasbourg, dans presque toutes les grandes villes de la Hollande et dans tant d'autres endroits que je ne saurais les citer tous; ne sait-on pas, d'ailleurs, que la gélatine forme la base du bouillon de viande et d'un grand nombre d'autres alimens; qu'elle est employée en grande quantité par les fabricans de conserves alimentaires, et enfin qu'elle se vend chez les principaux épiciers pour le service des restaurateurs et des cuisiniers des grandes maisons : d'un autre côté, n'a t-il pas été vingt fois prouvé qu'avec un appareil bien monté et en opérant bien il était facile de se procurer *gratuitement* la gélatine des os en dissolution propre à animaliser tous les alimens de nature végétale : je pense que ces considérations suffisent pour démontrer la convenance qu'il y aurait à se servir de la gélatine pour améliorer le régime alimentaire des pauvres, et je termine en faisant des vœux pour que, dans l'intérêt de l'humanité et de la tranquillité publique, les administrations chargées de secourir les malheureux, veuillent bien enfin étudier cette question, et mettre à profit les grandes ressoursces qu'elle présente.

Second exemple du bien que l'on pourrait faire gratuitement ou sans dépenser d'argent, là où l'on a déjà de grandes réunions d'hommes à nourrir, par M. d'Arcet.

Je crois avoir prouvé, sans réplique possible, par un premier article imprimé dans le *Moniteur Industriel* du 26 novembre (1), qu'il serait très facile à l'administration des hôpitaux de procurer, par jour, environ neuf mille rations de soupe ou de légumes animalisés aux pauvres et aux petits ménages de Paris, non seulement sans rien dépenser, mais, au contraire, en ayant à disposer d'une somme assez notable qu'elle pourrait réali-

(1) C'est celui qui précède.

ser chaque année : j'ai, depuis, reçu des renseignemens qui me mettent à même de citer un second exemple de ce fait à l'appui de mon opinion, et je le publie avec d'autant plus d'empressement, qu'ici l'application serait plus simple en ce qu'elle ne dépendrait que de la volonté d'un seul homme et qu'elle serait plus limitée.

L'administration de l'hôtel royal des Invalides fait vendre, par jour, 132 kilog. d'os provenant de la viande de boucherie consommée dans l'hôtel; ces os sont achetés par les fabricans de noir animal, et par conséquent entièrement perdus pour l'alimentation de l'homme. Si l'administration des Invalides faisait traiter ces os comme on le fait à l'hôpital Saint-Louis depuis plus de onze ans, et depuis plusieurs années à Lille, à Metz, à Lyon, etc., elle en obtiendrait chaque jour 34 kilog. 385 de gélatine, calculée à l'état sec, et 8 kilog. 796 de graisse (1).

Mais ces 34 kil. 385 de gélatine sèche suffiraient pour animaliser convenablement 3,438 rations de soupe ou de légumes. L'administration des Invalides pourrait donc, en employant ainsi les os de sa viande de boucherie, faire préparer, par jour, 3,438 rations de soupe ou de légumes animalisés ; et, en faisant distribuer ces alimens à raison d'UN centime seulement au-dessus du

(1) Ici, comme dans la première note, j'ai pris pour base du calcul les nombres fournis par dix années de service de l'appareil de l'hôpital Saint-Louis.

prix de revient aux pauvres et aux petits ménages du quartier, elle se trouverait avoir à disposer, chaque jour, et en sus de la valeur des 132 kilog. d'os, d'une somme de 34 fr. 38 c. qui servirait, d'abord, à rembourser les frais d'établissement de l'appareil, et qui ensuite pourrait être soit distribuée en gratifications aux employés chargés de ce nouveau service, soit appliquée à abaisser d'autant le prix des 3,438 rations distribuées par jour.

Quant au prix de revient et à la vente de ces alimens, tout ce qui a été fait jusqu'ici prouve que la ration n'en coûterait au plus que huit ou neuf centimes, et que l'on n'aurait aucune difficulté à placer, par jour, tout ce qu'on en pourrait préparer, en s'adressant aux bureaux de charité, aux hommes bienfaisans, et enfin, directement aux pauvres et aux petits ménages du quartier et de sa banlieue.

Le bénéfice de 34 francs par jour qu'il serait aisé de réaliser, ainsi que d'autres circonstances favorables que je vais indiquer, rendraient l'organisation de cette entreprise bien facile. Voici comme je pense qu'elle pourrait être faite sans rien coûter à l'administration de l'hôtel royal des Invalides.

Cette administration aurait à choisir trois sous-officiers invalides, ayant de la famille, méritant sa bienveillance et consentant à se charger de la direction de l'affaire ; elle aurait à leur accorder un local convenable dans les hangards qui sont du côté du boulevart ouest des Invalides et à les autoriser à prendre, *au prix coûtant*, dans les magasins de l'hôtel, le combustible, les os, les légumes, le sel, etc., etc., dont ils auraient besoin pour la composition des 3,438 soupes animalisées qu'ils auraient à preparer chaque jour.

Je ne parlerai pas de faire prêter, par l'administration, à cette commission, composée de trois sous-officiers invalides, la somme nécessaire pour organiser l'appareil et le matériel de ce nouveau service, bien que cette administration n'eût à courir aucun risque en faisant ce prêt à trois personnes choisies par elle et ayant leur avenir assuré dans l'hôtel; car je voudrais qu'elle n'eût pas même cette avance d'argent à faire, et parce que je pense que, pour une entreprise aussi utile et aussi honorable, il ne serait pas difficile aux personnes choisies de se procurer, soit entre elles, si elles le pouvaient, soit en intéressant d'autres habitans de l'hôtel, la somme qui leur serait nécessaire pour organiser l'affaire et réaliser par jour un bénéfice de 34 francs.

L'appareil étant établi, les ustensiles étant au complet et le personnel bien choisi, rien ne serait plus facile que de mettre l'entreprise en activité avec plein succès, car, pouvant être surveillée par le pharmacien de l'hôtel des Invalides, sous le rapport de la bonté des produits, et par les bureaux, sous le rapport de la comptabilité, cette entreprise inspirerait promptement la plus grande confiance, serait bien appréciée par les pauvres et les petits ménages du Gros-Caillou et de sa banlieue, et serait d'ailleurs bientôt protégée par l'administration du 10e arrondissement et par les familles riches et bienfaisantes qui habitent ce quartier : j'ajouterai que la population de l'hôtel étant de 2,771 individus, il doit y avoir beaucoup d'invalides ayant en ville des ménages peu aisés; que ces pères de famille trouveraient là une bien grande ressource alimentaire pour élever leurs enfans, et que l'on verrait bientôt ainsi les produits de l'établissement ne plus suffire aux consommateurs qui se présenteraient pour les acheter (1).

Je ne répéterai pas ici tout ce que j'ai dit dans la note qui précède relativement au bas prix auquel, avec une telle organisation, on pourrait livrer la ration de soupe ou de légumes animalisés, car il est évident qu'aucun établissement particulier, ayant pour but l'amélioration du régime alimentaire des pauvres ne pourrait opérer dans

(1) Je puis heureusement citer à l'appui de cette prévision un fait fort remarquable, tout-à-fait analogue, et qui est de notoriété publique :

En 1829, M. de Puymaurin fils, directeur de la monnaie des médailles, avait fait établir un appareil à gélatine pour l'usage de ses ouvriers. Cet appareil fournissant plus de rations que ses ouvriers n'en pouvaient consommer, ils en portèrent bientôt l'excédant à leurs familles, purent ainsi placer des sommes très notables à la caisse d'épargnes, et cet état de choses n'a cessé qu'à la suppression de la monnaie des médailles et qu'à la dispersion de ces ouvriers.

des circonstances aussi favorables, c'est-à-dire aussi entouré de la confiance publique, sans avoir de loyer à payer, presque sans frais généraux à solder, ayant la main-d'œuvre à très bas prix, et ayant, sans avances à faire, au plus bas prix possible et de première qualité, toutes les denrées qui entreraient dans la composition des soupes et des légumes animalisés. J'ai l'intime conviction qu'en suivant cette voie, l'on parviendrait facilement à donner, sans obérer le trésor et sans abuser de la charité publique, une grande extension aux moyens de soulager les pauvres, et je croirais manquer à mon devoir si, dans un moment où l'on se plaint partout de l'augmentation du nombre des indigens, je ne continuais pas à faire tous mes efforts pour faire partager cette conviction par les hommes honorables qui consacrent leur vie à l'amélioration du sort des mal heureux (1).

(1) Il y a maintenant, à Paris, 62,359 pauvres *inscrits, avoués*, sur 909,126 habitans, ce qui donne un indigent *inscrit* par environ quatorze individus : que l'on juge d'après cela du rapport effrayant auquel on arriverait, si le nombre des pauvres honteux, et non connus, était ajouté à celui des indigens *inscrits* et soustrait du nombre qui représente la population ayant de quoi vivre !!!

TABLE

DES

MÉMOIRES ET DOCUMENS DIVERS

RELATIFS A L'EMPLOI ALIMENTAIRE DE LA GÉLATINE DES OS,

PUBLIÉS PAR M. D'ARCET.

(Tous ces documens forment un volume qu'on trouve au bureau de la Société polytechnique, chez M. de Moléon, rue de la Paix, 20.)

dans le régime alimentaire des hôpitaux et des grandes réunions d'hommes.

4e note.—Sur la vente des os provenant de la viande de boucherie, consommée dans les hôpitaux de la ville de Paris.

5e note.—De l'amélioration ou de l'économie que l'emploi de la gélatine des os peut apporter dans le régime alimentaire des hospices.

6e note.— De l'économie que peut procurer l'introduction de la gélatine des os dans le régime alimentaire des hôpitaux.

7e note rédigée sur la demande de MM. les administrateurs de la Maison de refuge.

Notice sur la fabrication des biscuits animalisés.

Instruction sur les précautions à prendre pour bien conduire l'appareil.

Rapport de M. Desportes (20 janvier 1830).

1er Rapport de M. Jourdan (20 janv. 1830).

2e Rapport de M. Jourdan (13 octobre 1830).

Note relative à l'extraction de la gélatine des os à l'hôpital Saint-Louis.

Résumé concernant l'emploi alimentaire de la gélatine des os.

Extrait de deux lettres de M. Commesny.

Résumé de ce qui a été fait depuis deux ans, etc. (Lu le 28 avril 1811 à la Société des établissemens charitables.)

Note en réponse au mémoire de M. Donné (17 septembre 1831).

Note relative aux bouillons que l'on fait, etc.

De la composition des soupes économiques.

Note sur l'emploi de la gélatine des os pour la nourriture des pauvres de la ville de Reims.

Résultat de l'emploi alimentaire de la gélatine des os continué sans interruption, à l'hôpital Saint-Louis, pendant trois ans et trois mois.

Recettes de potages et de ragoûts à la gélatine.

Comptes rendus du service de l'appareil de l'hôpital Saint-Louis, d'année en année, depuis le 9 octobre 1829 jusqu'au 9 octobre 1840.

(On a réuni, chaque année, à ces comptes-rendus, ce que l'on avait à dire relativement aux appareils établis à Lille, Metz, Lyon, etc.)

Imprimerie de Madame DE LACOMBE,
rue d'Enghien, 12.

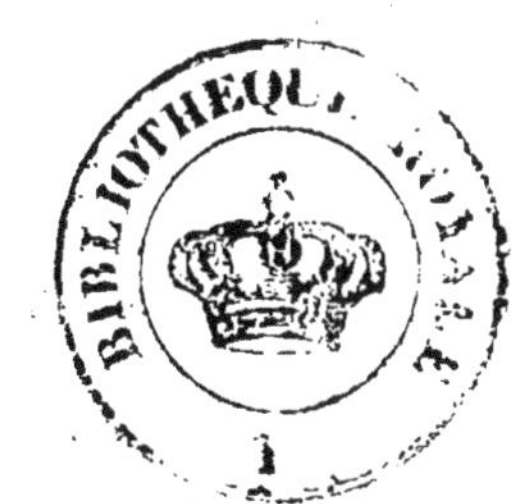

www.ingramcontent.com/pod-product-compliance
Ingram Content Group UK Ltd.
Pitfield, Milton Keynes, MK11 3LW, UK
UKHW021958260726
13994UKWH00004B/1822